Yvon DALLAIRE

CUADERNO DE EJERCICIOS

Para parejas felices debajo de las sábanas

Ilustraciones Jean Augagneur

terapias**verdes**

Título original
Petit cahier d'exercices des couples épanouis sous la couette
© Éditions Jouvence, 2015
Éditions Jouvence S.A.
Francia: BP 90107 — 74161 Saint-Julien-en-Genevois Cedex
Suiza: CP 89 — 1226 Thônex (Genève)

Primera edición: Marzo 2018

© de esta edición: Ediciones Urano, S.A.U.
Aribau, 142, pral. — 08036 Barcelona

www.terapiasverdes.com

© de la traducción: Amelia Ros García

Cubierta: Éditions Jouvence
Compaginación: Virginie Cauchy
Dibujos de cubierta e interior: Jean Augagneur

Fotocomposición: Ediciones Urano, S.A.U.

Impresión: UNIGRAF, S.L.
Avda. Cámara de la Industria, 38 — 28938 Móstoles (Madrid)

Depósito legal: B-4.495-2018

ISBN: 978-84-16972-32-6

Introducción

La función crea el órgano

Se dice que el músculo que no se usa se atrofia. Este dicho está particularmente demostrado en el tema de la sexualidad. Los hombres y mujeres que se han iniciado pronto en la práctica de la sexualidad y que, a lo largo de su vida, han mantenido una frecuencia superior a la media, conservan su capacidad sexual durante más tiempo que las personas con un comienzo más tardío y una frecuencia menor.

Se puede establecer el paralelismo con el hecho de que los hombres y las mujeres que siempre han practicado una actividad física y se han preocupado por su alimentación gozan, por lo general, de mejor salud y durante más tiempo que los demás individuos. Para contar con una salud sexual libre de dificultades y colmada de placeres sensoriales y emocionales, has de convertir la sexualidad en una de tus prioridades. <u>3</u>

Algunas investigaciones* han demostrado que las parejas felices y satisfechas sexualmente:

➡ Experimentan un aumento en su esperanza de vida de seis a nueve años.

➡ Disminuyen su estrés fisiológico y psicológico.

➡ Tienen un índice de enfermedad un 35% inferior a la media.

➡ Reducen las probabilidades de divorcio.

➡ Tienen hijos que se desarrollan con más facilidad.

➡ Poseen una mayor confianza en sí mismo y en el otro.

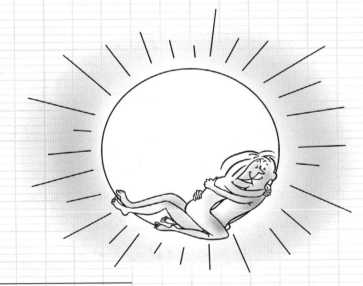

* Entre otras, las investigaciones de Lois Verbrugge y James House de la Universidad de Michigan. En la misma línea se encuentran también los estudios sobre psicología positiva de Martin Seligman, publicados con el título de *La auténtica felicidad*.

Por estas razones, los ejercicios que vienen a continuación son muy útiles para cimentar tu pareja y convertiros los dos en los mejores amantes.

Además, si tienes este cuaderno de ejercicios eróticos en las manos es porque te importa tu vida sexual y la de tu pareja, y consideras la sexualidad como una fuente de placer completamente legítimo.

¡Bravo!

Primera parte:
Mantenimiento personal de la sexualidad

1. La actividad sexual

La actividad sexual es buena para mantenerse en forma sexualmente hablando, del mismo modo que la actividad física favorece una buena forma física. Nunca es tarde para ponerse en forma, como nunca es tarde para dar prioridad a la sexualidad.

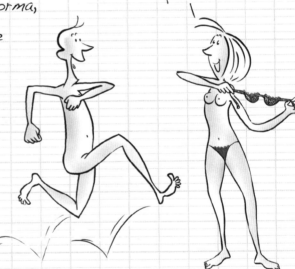

¡ALE-HOP, CARIÑO! ¡SALTA!

En una escala del 1 al 10, ¿cómo evalúas tu forma sexual, siendo 10 el máximo de lo que podrías alcanzar?:

... / 10

También sobre 10, ¿dónde te gustaría situarte al finalizar los ejercicios de este cuaderno?

... / 10

Para estar en forma, los órganos genitales necesitan oxigenarse con regularidad: cada lubricación y cada erección permiten esa oxigenación. Tengas o no una pareja habitual, a continuación se aconsejan unos ejercicios iniciales que, practicados en solitario cada semana, te ayudarán a mantener los órganos genitales en forma y a prevenir o retrasar la aparición de posibles dificultades sexuales.

La masturbación es el mejor ejercicio para mantener la función sexual personal. De fácil práctica, cumple el ciclo completo de las reacciones sexuales. Aunque constituye un tabú muy arraigado en nuestra sociedad, la mayoría de los hombres y las mujeres se masturban. ¿Sabías que la palabra «masturbación» viene de dos vocablos latinos: manus, mano, y stupratio, corrupción? A pesar de todo lo que se ha escrito sobre y contra la masturbación desde hace tres siglos, nunca nadie ha conseguido demostrar que este comportamiento pueda ser nocivo desde el punto de vista físico o psicológico. Al contrario, los terapeutas sexuales utilizan la masturbación como herramienta terapéutica para tratar disfunciones sexuales y han demostrado que:

1. Enseña a las mujeres cómo alcanzar el orgasmo y las ayuda a trasladar este aprendizaje a la relación sexual.
2. Previene la sequedad y la degeneración del tejido vaginal.
3. Ayuda a los hombres a controlar la rapidez de su excitación.
4. Es una excelente variación sexual para las parejas que buscan una mayor diversidad.
5. Es una solución satisfactoria para las personas que viven solas.
6. Es una técnica excelente de «sexo seguro» en la era del sida y de las ITS (infecciones de transmisión sexual).
7. Se utiliza por las mujeres para enseñar a sus parejas cómo les gusta que las acaricien.
8. Constituye un estupendo relajante muscular y un somnífero sin efectos secundarios.

Algunas mujeres han experimentado su primer orgasmo gracias a la masturbación. Conozco muchos testimonios sobre este tema, entre otros, el de Thérèse, que lo consiguió a los 65 años de edad; solo lamenta una cosa: no haber empezado antes. Para algunas mujeres, la masturbación es el único medio que han encontrado para alcanzar el orgasmo después de un coito que las ha dejado con la miel en los labios. En estos casos, la masturbación también es un excelente modo de mantenerse sexualmente en forma.

En definitiva, podría describirse la masturbación como una relación sexual con la persona que más amamos en el mundo:

Estás de acuerdo en un ... / 10.

De hecho, sería el sentimiento de culpa el causante de los «daños colaterales» (como la timidez y la vergüenza de uno mismo) de la masturbación, pero no el acto en sí.

Cuantificas tu sentimiento de culpa con un:

... / 10

Sobre 10, ¿cómo calificarías lo cómodo que te gustaría sentirte al masturbarte cuando finalices la lectura de este cuaderno?

... / 10

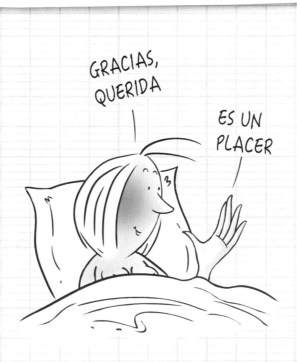

GRACIAS, QUERIDA

ES UN PLACER

Los ejercicios de Kegel. *Cuando alcanzas el orgasmo, el músculo pubocoxígeo (PC) se contrae involuntariamente y provoca una sensación de placer con la eyaculación en el caso del hombre y la contracción de la vagina en la mujer. La ejercitación consciente de este músculo mejora el disfrute y el rendimiento sexual. Estos ejercicios fueron desarrollados por el Dr. Arnold Kegel, ginecólogo, para tratar la incontinencia urinaria de las mujeres. Las pacientes referían una mayor facilidad para alcanzar el orgasmo, así como unos orgasmos más intensos.*

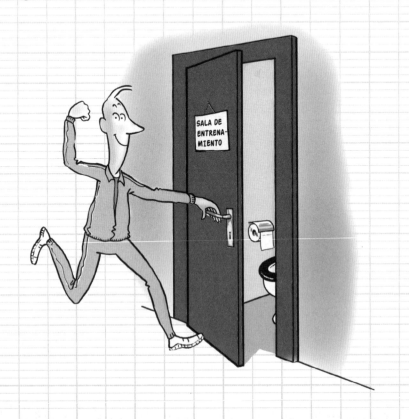

Para localizar el PC, ve ahora al baño. Empieza a orinar y párate. Acabas de contraer tu PC. Retoma la lectura para seguir mis próximas instrucciones. Y si te produce placer, ¡mejor que mejor!

1. Contracción lenta. Contrae el músculo, di mentalmente «mil uno» y relájalo. Repítelo diez veces. Cada contracción dura un segundo. De este modo, puedes evaluar tu capacidad para controlar el PC y tu fuerza inicial.

2. Contracción de tres segundos. Contrae lo más fuerte que puedas el músculo y mantén la contracción mientras cuentas mil uno, mil dos, mil tres. Repítelo diez veces. Así mejorarás tu fuerza inicial.

3. Contracción rápida. Haz todas las contracciones que puedas durante diez segundos. Es muy posible que te bloquees en los primeros intentos. Vuelve a empezar. Este ejercicio de contracción mide también tu capacidad para controlar el PC.

4. Contracción de seis segundos. Contrae lo más fuerte que puedas el músculo y mantén la contracción mientras cuentas de mil uno a mil seis. En mil cinco, aumenta la contracción. Es decir: contraer, mantener, mantener, mantener, mantener, contraer más fuerte, mantener y relajar. Repítelo diez veces. De este modo, mejoras la fuerza sostenida y atenúas las posibles atrofias.

5. Contracción larga. Contrae el músculo y mantén la contracción el mayor tiempo posible. Tu récord debería pasar rápidamente de unos pocos a varios segundos, sobre todo si no has hecho nunca este tipo de ejercicio. Esta contracción es directamente proporcional a tu resistencia y mide la fuerza continua.

Si deseas disfrutar de tu sexualidad el mayor tiempo posible, debes realizar estos ejercicios tres veces al día durante el resto de tu vida. Tienen un efecto acumulativo. Cuando el PC se encuentra en buen estado, una sola serie diaria es suficiente para mantenerlo sano. Hacer más de tres series no sirve de nada.

Prolonga tus erecciones matinales, nocturnas o diurnas (solo para hombres). Tienes varias erecciones mientras duermes, sobre todo en la fase de sueño profundo, cuando hay actividad onírica. Por lo general, te despiertas por la mañana con una erección muy firme. También te sucede cuando pasa a tu lado una mujer hermosa. Aprovecha estas diferentes ocasiones para mantener esas erecciones más tiempo del que lo harías normalmente. De esta manera, aumentas la irrigación sanguínea de los tejidos peneanos y, en consecuencia, su oxigenación.

El masaje del perineo. El perineo en la mujer es la parte situada entre el ano y la apertura vaginal, mientras que en el hombre se encuentra entre el ano y el escroto. Esta zona suele estar muy tensa en las personas que tienen dificultades para abandonarse al placer o para evacuar (estreñimiento), en especial en el caso de las mujeres que sufren vaginismo. El masaje de esta zona permite también relajar una parte importante del PC y favorece una mayor destreza en los ejercicios.

La mejor manera de masajear el perineo es ejercer presión con la yema de los dedos. Así puedes verificar si está tenso. Si buscas bien, encontrarás incluso un lugar del tamaño de la yema de un dedo que se hunde con más facilidad. Ese lugar corresponde al punto de acupuntura llamado DuMo #1, utilizado por los acupuntores chinos para tratar los problemas de próstata.

Toda presión, más o menos fuerte, ejercida sobre este punto del perineo estimula el PC en ambos sexos y la próstata en el hombre. Si en ese momento tienes una erección, verás cómo el pene se alarga unos centímetros. Sin embargo, solo es algo temporal 13 y el pene vuelve a su sitio cuando relajas la presión. Este masaje del perineo también puede dártelo tu pareja.

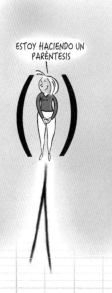

ESTOY HACIENDO UN PARÉNTESIS

Haz una pausa erótica cada día. Cada persona tiene momentos en el día en los que se excita con más facilidad. Busca entonces un lugar tranquilo y tómate diez minutos para vivir una escena erótica. Deja que la mente, el clítoris o el pene te lleven donde quieran. Todo aporte de sangre nutre los órganos genitales y los ayuda a mantenerse en forma. Hazlo todos los días, aunque solo sean unos minutos.

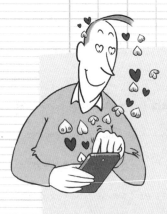

Practica el sexting. Ahora, inmediatamente, deja de leer, coge el móvil y cuéntale a tu pareja el recuerdo de una locura sexual que habéis vivido juntos en vuestra época de pasión. O describe lo que te gustaría hacerle en cuanto llegues a casa. Incluso, lo que le harías en este preciso momento si estuviera contigo. O lo que desearías que te hiciese.

14

Mueve tus caderas. *Levántate, dobla ligeramente las rodillas, pon las manos en las caderas e imagina que tienes un gran lápiz que va desde tu perineo hasta el suelo. Escribe varias veces, con ayuda de la rotación de la cadera, la letra O en el suelo, luego la U y al final la I. La movilidad de la cadera y la flexibilidad de los músculos pélvicos son necesarias para disfrutar de la sexualidad. Una cadera demasiado tensa puede ser causa de eyaculación precoz o retardada, o de dificultades para el orgasmo en la mujer. A este ejercicio lo llamo el baile del O-U-I*. Y, sobre todo, no olvides poner un punto (puño) final en la I.*

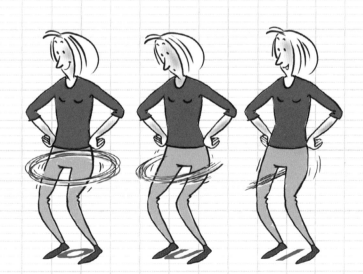

---

*. *Oui significa «sí» en francés. (N. de la T.)*

2. La relajación

Las reacciones sexuales son reflejos que se producen cuando el cuerpo está relajado y expresa un deseo sexual. Cuanto menos tenso estés, más rápidas y fáciles serán estas respuestas. No puedes forzar la erección o la lubricación, pero puedes crear un clima de relax erótico que favorezca el reflejo eréctil o la lubricación espontánea. Si aprendes a relajarte de distintas maneras, lograrás dejarte llevar con más facilidad en tus relaciones sexuales. Aquí tienes algunas sugerencias:

➡ Apagad la televisión y acostaos antes. Desconectad el teléfono. Tened veladas solo para vosotros.

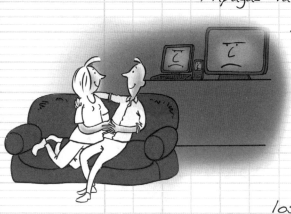

➡ Tomaos unas vacaciones y visitad lugares exóticos o museos eróticos (hay más de los que crees: http://www.planet.fr/ voyages-tour-du-monde-des-musees-erotiques.17815.1450.html).

➤ Pasad una semana en un spa, un centro de bienestar o una estación termal...

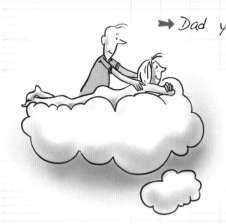

➤ Dad y recibid masajes. Algunas investigaciones demuestran que dos sesiones de masajes semanales de solo quince minutos disminuyen considerablemente el estrés, la ansiedad e, incluso, la depresión, que, como sabemos, matan el deseo y las relaciones sexuales.

➤ Haced algún curso de enfoque psicocorporal: antigimnasia, danza del vientre, eutonía, integración postural, meditación, técnica Alexander, relajación de Jacobson, Rolfing, entrenamiento autógeno, sofrología, técnica de Nadeau, yoga, etc.

➤ Ahora mismo (o en cuanto tengas ocasión), deja de leer, levántate y abraza a tu pareja con ternura. Firmemente asidos, dile que se abandone y respire hondo, en armonía contigo. Haced de tres a cinco respiraciones profundas, sin intención sexual. Es un excelente recurso antiestrés y un estímulo inigualable del sistema inmunitario (¡demostrado!). En japonés, ser amigos se dice «respirar juntos».

3. La actividad física: algo imprescindible*

Forma física y salud riman con sexualidad en plenitud. Todas las investigaciones demuestran que las personas que practican ejercicio físico al menos tres veces por semana, durante 30 o 40 minutos cada vez, gozan de mejor salud y de un mayor rendimiento sexual que los individuos inactivos. Su libido se mantiene en un nivel más alto, su frecuencia orgásmica es superior hasta una edad avanzada y «funcionan» con más facilidad. Empieza ahora.

Hay varias razones que explican la relación entre una buena forma física, la edad y la libido:

➡ **Razones psicológicas.** El ejercicio aumenta la autoestima: el hecho de mirarnos al espejo y encontrarnos guapos nos hace sentir bien.

* Sobre este tema, véase: http://www.femina.fr/Sexo/Sexualite/
Si-si-le-sport-dope-la-sexualite-832528

➡ **Razones fisiológicas.** *Los ejercicios cardiovasculares incrementan el flujo sanguíneo —tanto en los genitales como en el resto del cuerpo—, necesario para las reacciones sexuales. El ejercicio estimula la producción de testosterona en hombres y mujeres. La actividad física aumenta también la fuerza y la flexibilidad. La secreción de endorfinas que provoca genera sensaciones de relax y bienestar. Por último, el ejercicio disminuye el estrés mediante la oxigenación del cerebro, así como de todo el cuerpo.*

De práctica fácil, la marcha rápida, la natación y la bicicleta (menos de 50 km por semana) son excelentes para tu salud sexual. En contra de la creencia popular, que lo presenta como un deporte de «abuelos», el golf constituye un ejercicio estupendo y exigente si caminas durante el recorrido en lugar de alquilar un carrito.

4. La alimentación

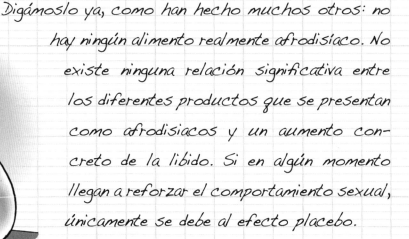

Digámoslo ya, como han hecho muchos otros: no hay ningún alimento realmente afrodisíaco. No existe ninguna relación significativa entre los diferentes productos que se presentan como afrodisíacos y un aumento concreto de la libido. Si en algún momento llegan a reforzar el comportamiento sexual, únicamente se debe al efecto placebo.

Es cierto que algunas sustancias químicas pueden tener efectos directos o indirectos sobre la intensidad de la pulsión sexual, pero dichas sustancias deben tomarse bajo supervisión médica. Este es el estado de la cuestión en lo relativo a los afrodisíacos:

1. **Los andrógenos** son la única sustancia disponible en la actualidad que intensifica realmente la pulsión sexual. Se utilizan en terapia hormonal. Las inyecciones de testosterona, en caso de descenso excesivo de la testosterona natural, deben realizarse bajo supervisión médica.

2. **La cantárida** (mosca española) procede de un insecto de la cuenca mediterránea que se reduce a polvo. Produce una irritación del tracto genitourinario que provoca una seudoexcitación sexual, acompañada de priapismo. Es peligrosamente tóxica y, en fuertes dosis, puede provocar la muerte.

➡ **El nitrito de amilo** (droga conocida como popper), un vasodilatador que se prescribe para aliviar la angina de pecho, aumenta la intensidad de las sensaciones y el placer orgásmico. El popper es extremadamente peligroso e, incluso, mortífero. Provoca dolores de cabeza y confusión mental.

3. **La yohimbina** es un alcaloide extraído de la corteza de un árbol africano, el Pausinystalia johimbe. Se toma en infusión, que se presenta como una «poción de amor». De uso extendido para el tratamiento de la impotencia masculina en la década de 1960, fue retirado del mercado debido a sus efectos tóxicos: más vale ser impotente que estar muerto. La yohimbina **21** tiene como efecto secundario el aumento de la presión sanguínea sistólica, lo que es particularmente peligroso, y no solo para los enfermos cardiacos.

4. **Las feromonas** son secreciones glandulares comparables a las hormonas, pero que se expulsan fuera del organismo. Sabemos de su presencia en los insectos y en ciertas especies animales. Se sospecha que existen en los seres humanos en forma de olores corporales que atraerían a unas personas y alejarían a otras. Se cree también que, en el momento de la ovulación, la mujer emite feromonas que el hombre percibe de forma inconsciente, las cuales avivan su deseo sexual y aumentan la probabilidad de tener relaciones íntimas. Estas feromonas provocarían la sincronización de los ciclos menstruales de las mujeres que viven juntas, después de unos meses de convivencia.

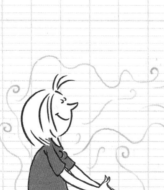

5. El chocolate no es un afrodisiaco, pero contiene sustancias como la anandamida y los flavonoides que activan las regiones cerebrales reguladoras del deseo sexual e implicadas en la relajación de los músculos genitales, lo que favorece la reacción genital en ambos sexos. Sin embargo, esto aún no ha sido confirmado por nuevas investigaciones.

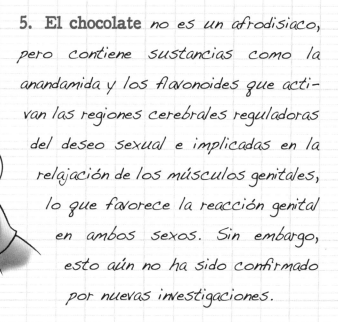

TÚ QUIERES QUE ME DERRITA

➡ **En contra de la creencia popular,** no existe ninguna prueba científica de que el ginseng pueda tener un efecto afrodisiaco. Lo mismo ocurre con otros productos como la avena, el jengibre o el azafrán. Si el ginseng tiene algún efecto, se trata de un placebo debido al parecido de la planta con el cuerpo humano.

En teoría, es posible que algún día se descubran estimulantes sexuales capaces de intensificar la sensibilidad y las reacciones de los órganos genitales sin provocar efectos secundarios desagradables o tóxicos, pero esta posibilidad pertenece al futuro.

Mientras, come bien, mantente en forma y enamórate, porque la salud, el amor y un poco de imaginación siempre serán los más potentes afrodisiacos. Por otro lado, todos los alimentos que mejoran la salud, en particular la salud de las arterias, tendrán un efecto beneficioso sobre la sexualidad. Todo lo que es bueno para la salud solo puede ser beneficioso para vuestras erecciones y lubricaciones.

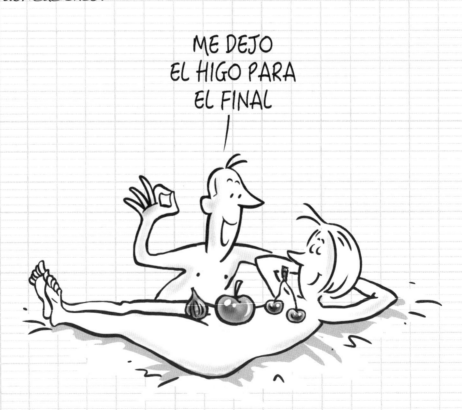

Segunda parte:
La variedad sexual en pareja

1. Etapas de la evolución sexual de la pareja

A menudo, me consultan parejas que han experimentado la siguiente evolución en su vida sexual:

➡ **La luna de miel.** Durante el noviazgo y el comienzo de su vida en común, los amantes tienen relaciones íntimas sin cesar; en ocasiones, a diario. Inventan juegos, se ríen, hablan y hacen el amor en cualquier parte, siempre de forma espontánea. Su relación romántica y sexual es su prioridad.

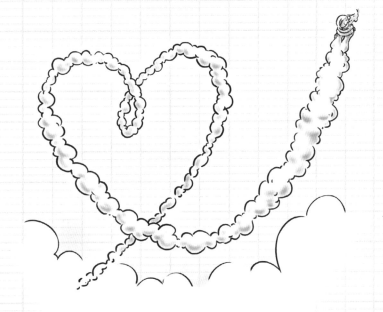

➡ La adaptación. *Luego, después de dos o tres años de pasión intensa, la frecuencia sexual baja progresivamente, al tiempo que disminuyen las manifestaciones de cariño. Se convierten en padres o se vuelcan en sus respectivas profesiones. Continúan siendo felices y compartiendo proyectos, pero su felicidad se vuelve más tranquila. Ahora hacen el amor cada vez con menos frecuencia y con menos pasión.*

➡ La monotonía. *Saben, o creen saber, todo el uno del otro. Ya no se esfuerzan por poner algo de novedad en su relación. Hacen el amor en el mismo lugar, a la misma hora, de la misma manera. Son marido y mujer, padre y madre, dos amantes dormidos.*

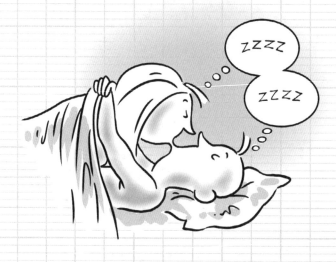

➤ Las dificultades. Ven la tele todas las noches hasta tarde y evitan hablar de lo que pasa entre ellos. Aumenta el rencor recíproco porque se han dejado invadir por las responsabilidades cotidianas. Ya no sueñan con una vida trepidante, sino que viven el uno al lado del otro. Con ayuda de la edad, pierden la libido, se vuelven impotentes, anorgásmicos, o buscan en otra parte la chispa que han dejado extinguir entre ellos.

Sin embargo, no tiene por qué ser así. Se pueden hacer muchas cosas para mantener viva una relación amorosa y erótica. Aunque esto requiere de esfuerzo. Debéis evitar que los padres en los que os habéis convertido ocupen el lugar de los amantes que sois. Exige situar vuestra sexualidad de pareja entre vuestras prioridades, antes que la televisión, el presupuesto, el trabajo o los caprichos de los hijos.

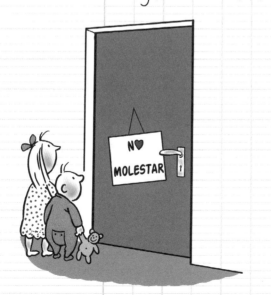

NO ♥ MOLESTAR

Después de la rutina, los peores enemigos de la pareja (y de la vida familiar) son la televisión, los teléfonos inteligentes, los ordenadores y las redes sociales: apagadlos o planificad su uso en momentos concretos. Marchaos de vacaciones sin niños o mandadlos a un campamento para quedaros solos en casa. Salid solos con regularidad al cine o al teatro. Haced una locura y pasad una noche en el mejor hotel de la ciudad, después de haber cenado en el mejor restaurante: al diablo con el presupuesto, vuestra vida de pareja vale mucho más que algunas privaciones económicas. De todas maneras, vuestra caja fuerte no acompañará a vuestro coche fúnebre.

Hablad de vuestra sexualidad. Leed libros eróticos o ved películas juntos. Acariciaos con frecuencia fuera de vuestros encuentros sexuales, no solo en el momento de hacer el amor. Decíos mutuamente lo que os gusta del otro. Dile por qué te enamoraste de ella (o de él) hace veinte o treinta años, y por qué aún sigues enamorado(a). No esperes a una ocasión especial para hacer un regalo.

Sorprende a tu pareja. Haz el amor de otra manera: más rápido o más despacio, fuera del dormitorio, en un momento inesperado, a distintas horas o con nuevas posturas.

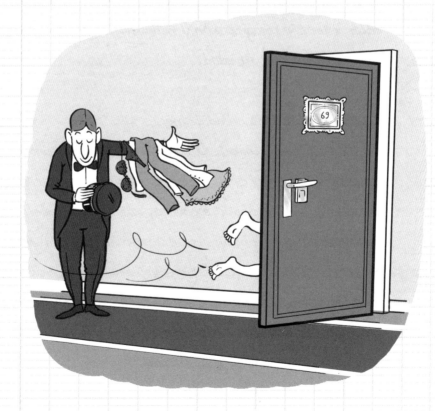

2. Sugerencias eróticas

A continuación, proponemos una serie de sugerencias que han permitido a muchas parejas **devolver la chispa a su sexualidad**. Estas sugerencias pueden parecer demasiado románticas, extrañas o reservadas a las parejas jóvenes de enamorados. ¡Pero sería un error considerarlas así! Daos la oportunidad de experimentarlas. Acallad las autoverbalizaciones interiores y la mutua vergüenza. **Dejad volar vuestra imaginación y realizad vuestras fantasías, sin que os importe la edad.**

Tarde romántica. Pedid medio día libre en el trabajo y pasad la tarde juntos. O un fin de semana, sin niños, desconectad el teléfono y cerrad la puerta con doble vuelta de llave. Pedid comida exótica, abrid una botella de vino o de auténtico champán (¡al cuerno el gasto!), poned un CD de vuestra música preferida, quemad incienso, preparad un rincón cómodo en el salón, daos alternativamente un masaje, ved una película romántico-erótica si lo deseáis... y olvidaos del resto del mundo.

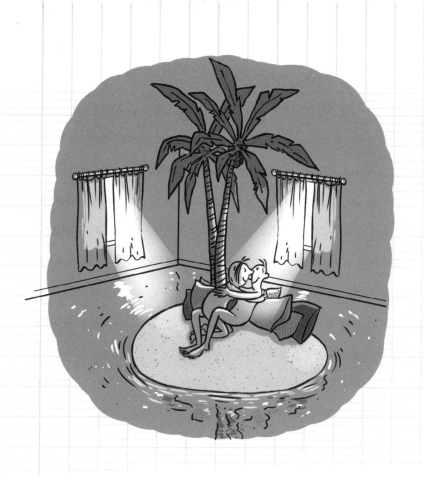

Mis impresiones:

. . . .

. . . .

Sus impresiones:

. . . .

. . . .

Nos tomamos otra tarde libre el ... /... /...

Baño de burbujas. *Es un clásico.* Llenad la bañera de agua lo más caliente posible, echad jabón de burbujas perfumado y dejad que los dos niños que lleváis dentro se diviertan con las pompas. Cread una atmósfera romántica con música y velas en lugar de la luz del baño. Llevad una botella de vino y unas uvas o fruta cortada, dad de comer y beber a vuestra pareja. Si la bañera es demasiado pequeña para estar cómodos, adoptad la postura llamada de *bobsleigh* y acariciaos mientras os laváis el uno al otro. Luego envolveos en inmensas y mullidas toallas de baño y secaos en la cama. ¿Y por qué no os dais una crema hidratante perfumada?

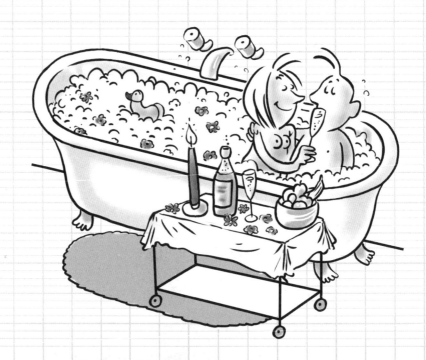

Beso genital. *Se llama «felación» a la estimulación oral de los órganos genitales masculinos y cunnilingus o cunnilinctus a la estimulación oral de los órganos genitales femeninos. Este tipo de estimulación provoca sensaciones que no se pueden experimentar de otra manera. Todos los animales la practican, así como los seres humanos desde la noche de los tiempos. La mayoría de los jóvenes la han integrado en sus juegos sexuales. En cambio, para las personas mayores, esta práctica ha estado con frecuencia rodeada de tabúes. Sin embargo, la piel del pene o de la vulva no es diferente de la del resto del cuerpo. Y una piel limpia es una piel limpia. Si es cuestión de higiene, deberías de dejar de besar a tu pareja, porque se transmiten muchas más enfermedades por el beso en la boca que por el beso genital.*

Caricia prolongada de los senos. Las caricias de los senos forman parte de los placeres preliminares para la gran mayoría de las mujeres y alrededor del 50% de los hombres. Puedes seguir utilizando estas caricias como un juego preliminar de la relación sexual o hacer realmente el amor a los senos de tu pareja. Primera etapa: aceptar limitarse solo a los senos. Segunda etapa: acariciar los senos de tu pareja de mil y una formas:

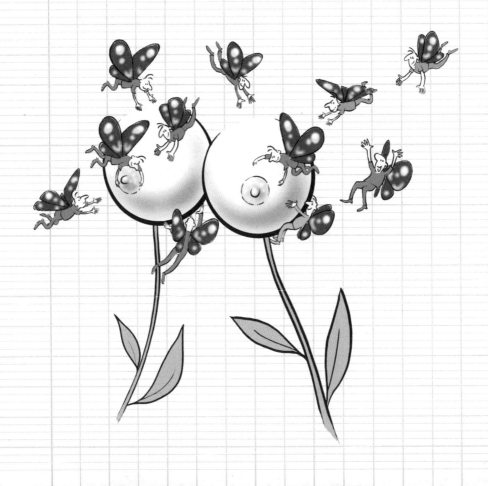

➡ Halagarlos.

➡ Desnudarlos lentamente.

➡ Admirarlos.

➡ Sopesarlos.

➡ Reflejarlos en un espejo.

➡ Pasar las manos alrededor, sin tocarlos realmente.

➡ Rozarlos con la yema de los dedos.

➡ Olerlos.

➡ Mirar cómo los pezones llegan a la erección.

➡ Lamer todo su contorno.

➡ Envolverlos con las manos, sin acariciarlos.

➡ Acariciar uno detrás de otro, con las dos manos.

➡ Darles un suave masaje, de intensidad creciente, con un movimiento que parta de la axila hacia el hombro opuesto.

➡ Tocar la punta del pezón lo más levemente posible con la yema de los dedos y moverlo en círculos.

➡ Estimular los pezones con los dedos pulgar e índice, uno detrás de otro, y luego simultáneamente.

➡ Acariciar los pezones con el hueco caliente de la mano.

➡ Darles montones de besos, sin incluir el pezón.

➡ Utilizar plumas, bastoncillos de los oídos, film de plástico, algodón, lino, flores, un plumero… para acariciar los senos y provocarles múltiples sensaciones con el contacto de múltiples texturas y objetos.

➡ Lamer los pezones con la punta de la lengua.

➡ Mordisquearlos, chupetearlos o mamar.

➡ Derramar tu licor preferido y degustarlos al tiempo que tomas el alcohol.

➡ Untarlos de crema pastelera de tu sabor preferido y comerlos.

➡ Alternar una caricia fría (cubito de hielo) con una caliente (tu aliento).

➡ Acariciar un seno con una mano y cubrir el otro con la boca, los labios o la lengua.

➡ Dejarse llevar por la imaginación…

Esta experiencia de éxtasis puede prolongarse fácilmente unos 20 o 30 minutos. ¿Y por qué no hacer el amor también de esta manera a los órganos genitales de tu pareja, despacio, muy despacio? Solo hay una condición: que uno tenga un papel activo y el otro, completa y exclusivamente receptivo.

Desayuno romántico. Aprovechad un domingo por la mañana que estéis tranquilos y tengáis tiempo para vosotros. La víspera, poned la mesa con vuestra mejor vajilla. Añadid un ramo de flores o una sola rosa. Al día siguiente, desayunad en bata y salto de cama sexy, en traje de etiqueta o completamente desnudos, sobre todo si tenéis una terraza al abrigo de miradas ajenas y el sol calienta. Por supuesto, cóctel mimosa y música romántica.

Películas eróticas. Sea cual sea su edad, a los hombres les estimula mucho más que a las mujeres las escenas eróticas. Ver una película erótica es un excelente preliminar para el hombre en general y para el hombre mayor en particular. Hay toda clase de películas de este tipo.

- Las películas X: en las mujeres que ven películas lla-
madas «pornográficas», el índice de testosterona
aumenta casi tanto como en los hombres. ¿Sería a causa
de una actitud mental negativa hacia estas películas
porno lo que les impediría disfrutar de ellas? Disponibles
en todos los videoclubs, normalmente no tienen argu-
mento y solo son un pretexto para mostrar parejas en
pleno acto sexual. La acción es sobre todo genital.
Sorprende a tu marido alquilando una sin decírselo.

- Hay películas eróticas que pueden ser del gusto de
hombres y mujeres: una historia romántica que dé lugar
a escenas eróticas más o menos explícitas.

- Hay también películas didácticas sobre sexualidad,
hechas por psicólogos y sexólogos estadounidenses de
renombre. Se presentan no solo datos científicos sobre
la sexualidad, sino también técnicas sexuales explícita-
mente ilustradas.

¿Y por qué no grabáis vuestros propios vídeos eróticos con vosotros como estrellas? Podríais volverlos a ver veinte o treinta años después. Pero aseguraos de protegerlos de vuestros hijos con contraseñas de seguridad.

Día de esclavitud. ¿Buscas un regalo de cumpleaños para tu amado(a)? ¿Por qué no regalarle todo un día en el que estés enteramente a su servicio para cumplir hasta el menor de sus caprichos: desde fregar los platos mientras saborea el café que le has preparado a la esclavitud sexual para realizar sus fantasías más íntimas, pasando por darle un masaje en los pies o cepillarle el pelo? Ahora bien, es preciso ponerse de acuerdo antes en los límites que no se deben cruzar para que el esclavo no se sienta «explotado».

Carta de amor. Siéntate y tómate el tiempo de pensar en la historia de vuestra relación amorosa. Después escribe una carta de amor a tu pareja. ¿Por qué te enamoraste de ella? ¿Por qué la amas aún? ¿Qué te gusta de ella? Cuéntale algunas fantasías. Háblale de vuestros proyectos de futuro como pareja. Expresa tu agradecimiento por todo lo que ha hecho o hace por ti... Dile lo que no serías si no la hubieras conocido. A continuación, puedes entregarla en mano o, mejor, enviarla por correo. Escribe «confidencial y ultrasecreto» en la carta que habrás perfumado y eso estimulará su curiosidad.

Amor mío:

. . . .

. . . .

. . . .

. . . .

. . . .

. . . .

. . . .

CUIDADO,
QUE QUEMA

. . . .

. . . .

. . . .

. . . .

. . . .

Lugares prohibidos. ¿Os acordáis de la intensa excitación que sentíais cuando, de jóvenes, hacíais el amor en el asiento de atrás del coche, con el miedo permanente de que alguien os descubriera? La fruta prohibida resulta siempre más deseable. Hacer el amor en lugares donde corréis el riesgo de que alguien os sorprenda (en plena naturaleza, en una piscina o en el mar, en la terraza de un edificio, en un parque público...) podría aumentar vuestra excitación.

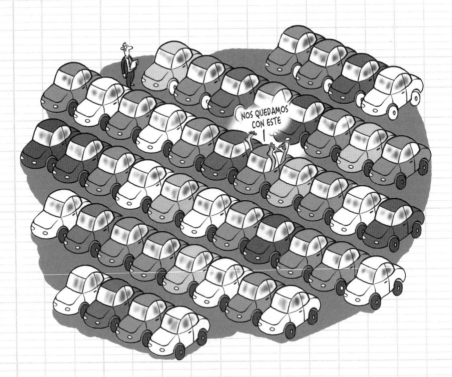

Masaje erótico I. *No es necesario haber hecho un curso de masaje para ejercer esta dulce «tortura». Pide a tu pareja que se tumbe en la cama, desnuda, boca abajo, y acaricia todo su cuerpo, de los pies a la cabeza, de diferentes maneras: amasamiento, roce superficial, compresión, presiones locales encadenadas, suave rascado... Después de veinte minutos, tu pareja se da la vuelta y repites los mismos movimientos de la cabeza a los pies, en particular los que más la han hecho reaccionar. El objetivo: provocar una excitación erótica sin tocar nunca directamente los órganos genitales ni los senos. Pasas las manos por encima, diriges el sentido de las caricias hacia ellos, cosquilleas las zonas que te parecen más erógenas, pero jamás acaricias los órganos genitales ni los senos.*

Masaje erótico II. *La segunda sesión del masaje erótico se desarrolla exactamente de la misma manera, salvo que ahora se integran los órganos genitales y los senos, pero con la misma consideración que las demás partes del cuerpo: no se les dedica ni más tiempo ni ningún tipo de caricia particular. El objetivo no es provocar el orgasmo de tu pareja, sino hacerle vivir una experiencia erótica aún más intensa. Su esquema corporal se transformará.*

Masaje erótico III. *La versión final del masaje erótico completa la anterior, puesto que, para terminar, se otorga toda la atención a los órganos genitales, hasta provocar el orgasmo si lo desea la pareja. Nota: las tres versiones del masaje erótico deben practicarse en tres momentos diferentes para conseguir los mejores resultados*.*

Masajes eróticos (variantes). *En las tres versiones anteriores, se pueden introducir las siguientes variantes:*

➡ Utilizar las manos y los antebrazos.
➡ Utilizar las manos, los antebrazos y la boca.
➡ Utilizar aceite o crema para masaje, perfumados o no, que puedes adquirir en centros de masaje o en *sex shop*.
➡ Calentar el aceite metiendo el envase en un recipiente con agua caliente.
➡ Usar gel o crema hidratante en lugar de aceite.
➡ Recubrir tu cuerpo con aceite o gel y masajear o lavar el cuerpo de tu pareja con el tuyo (*body massage*).

* En el libro de Kenneth Ray Stubbs y Louise-Andrée Saulnier titulado *Massages intimes pour couples* [Masajes íntimos para parejas], (Guy Saint-Jean Éditeur, Laval, 2001), puedes encontrar una excelente secuencia de un masaje genital.

Espejito, espejito... La instalación de espejos en las paredes o el techo del dormitorio que os permitan veros en plena acción puede tener un efecto erótico bastante sorprendente. Sobre todo, si, además, creáis una atmósfera romántica con la ayuda de unas velas, incienso y música. A algunas personas les resulta muy excitante contemplarse haciendo el amor con su pareja. Antes de realizar esta inversión en vuestro dormitorio, podéis probar en una habitación de hotel que tenga esos espejos instalados. Buscad, hay en todas partes. También existen hoteles con mamparas de ducha de cristal.

Plumajería. Las plumas están hechas para proporcionar el placer de la caricia, en especial, las plumas de avestruz. Pide a tu pareja que se tumbe desnuda boca abajo, coge dos plumas en cada mano y, empezando por la parte superior de la espalda, inventa diferentes maneras de acariciarla con ellas durante diez minutos. Otorga la misma importancia a cada parte de su cuerpo. Añade cinco minutos más para acariciar el 43 conjunto del cuerpo, de la cabeza a los pies y de los pies a la cabeza, con movimientos largos y lentos de las plumas. Cuando más lentos sean los movimientos, mejores serán las sensaciones. A continuación, pídele que se dé la vuelta y haz lo mismo con la parte delantera. No olvides pasar las plumas entre los dedos de los pies y recrearte en los órganos genitales. Luego, se invierten los papeles. «Es conveniente subir un poco la temperatura de la habitación».

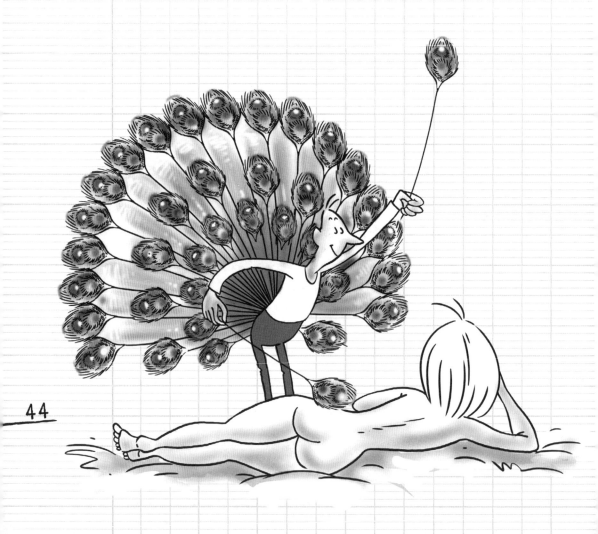

Citas románticas. *Id a un bar para solteros o salid una noche a bailar... cada uno por su lado. Fingid que no os conocéis y seducíos el uno al otro. Lanzaos miradas ardientes mientras habláis con las personas que están a vuestro alrededor. Encontraos sólo al final de la noche para citaros en un motel o... en casa.*

Novelas y libros eróticos. *Del Marqués de Sade a Anaïs Nin, hay novelas eróticas para todos los gustos. La mayoría de estas obras han sido escritas por hombres y ponen de manifiesto su imaginario erótico, pero cada vez más autoras han decidido expresar por su parte el imaginario erótico femenino. Las mujeres se sienten más identificadas y pueden encontrar una estupenda fuente de inspiración para alimentar sus fantasías y su erotismo. Leedlas juntos en la cama y ponedlas en práctica.*

Striptease. *El erotismo del hombre, más que el de la mujer, es un erotismo visual, como demuestra el gran número de revistas y vídeos eróticos, así como de* <u>45</u> *clubs de bailarinas desnudas. Entonces, señoras, ¿por qué no sorprender al marido con un striptease privado, vestidas con vuestra mejor lencería? Quién sabe,* igual os corresponde con la misma moneda. También podéis desnudarlo quitándole muy despacio cada una de sus prendas e interrumpiendo cada movimiento con besos y caricias ardientes. ¿Y por qué no hacerlo al ritmo de la canción, *Déshabillez-moi*. [Desnúdame], de Mylène Farmer?

Teléfono erótico. Ahora mismo (o en cuanto tengas ocasión), deja de leer, llama a tu pareja al trabajo y dile que estás fantaseando con una sesión de amor especialmente intensa que habéis tenido recientemente. Hazle sentir que estás muy excitado (a) con la idea de volveros a ver esa noche y que te cuesta controlar esa idea (apoya tus palabras con gemidos). No olvides expresarle también tu amor. Luego cuelga sin darle tiempo para reaccionar o para hablar de otras cosas.

RIIING
HOLA,
NO ESTOY
EN ESTE
MOMENTO,
PERO,
SI SIGUES
ASÍ, ¡CREO
QUE VOY
A VOLVER
ANTES!

Un rapidito. ¿Os habéis fijado en la duración de

las escenas de sexo en las películas convencionales (no en las pornográficas)? 45 segundos. ¡Pero qué intensidad! En nuestra sociedad, el «rapidito» tiene mala prensa porque, por lo general, hace referencia al hombre que sólo busca su propio placer. Sin embargo, ellas pueden llegar al orgasmo con tanta rapidez como ellos: de treinta segundos a dos minutos, si la estimulación es la adecuada. Cuando se masturba, la mujer, al igual que el hombre, centra sus caricias en la zona genital y, si desea alcanzar el orgasmo con rapidez, irá directamente al «joystick».

Por esta razón, un «rapidito», un «quickie» a la hora de cenar, un «hecho en casa» que diría Paul Dewandre[*], podría aportar algo de chispa a vuestra vida sexual. No es necesario desplegar siempre la artillería, porque puede resultar muy exigente y, a la larga, aburrido. Algunas parejas incluso llegan a bajar su frecuencia sexual debido al tiempo y la energía que requiere ser «sexualmente correctos». Un «rapidito» aportará variedad a vuestra rutina y mantendrá vuestra libido, sobre todo cuando estéis cansados.

* http://mars-venus.fr/le-spectacle/biographie-paul-dewan-dre-auteur-et-comedien/

47

Podéis planificar vuestro rapidito, pero también podéis añadir el elemento sorpresa: en la habitación que sirva de guardarropa cuando vayáis a una fiesta en casa de unos amigos, en un ascensor, en el asiento de atrás del coche, diez minutos antes de que lleguen los invitados... Por lo general, el miedo a ser sorprendidos aumenta la excitación. No es necesario en absoluto que cada rapidito culmine con la penetración y el orgasmo: puede consistir, simplemente, en caricias atrevidas que expresen vuestro intenso deseo de hacer el amor con vuestra pareja.

Vagina tranquila. Este ejercicio, utilizado en terapia sexual, ayuda a los hombres a controlar mejor su excitación y la rapidez de su eyaculación. Consiste, simplemente, después de media hora de caricias recíprocas, en pedir a los dos miembros de la pareja que procedan a la penetración y luego que no hagan ningún movimiento y cesen todas las caricias. Los dos amantes se quedan tranquilos, saborean las sensaciones experimentadas y se duermen en esa postura. De este modo, el hombre aprende a controlar uno de sus grandes miedos, la pérdida de la erección, y ambos aprenden que no están obligados a alcanzar el orgasmo cada vez. La postura de la «cuchara» es la más adecuada para este ejercicio.

Ojos ardientes. Haced el amor mirándoos a los ojos, incluido, sobre todo, el momento del orgasmo. Es una excelente ocasión para conectar con el alma de vuestro (a) amante.

Para terminar, la receta de un afrodisiaco infalible: una gran dosis de Amor y una pizca de Imaginación, lo que yo llamo el A. I. No cuesta nada y está al alcance de todo el mundo.

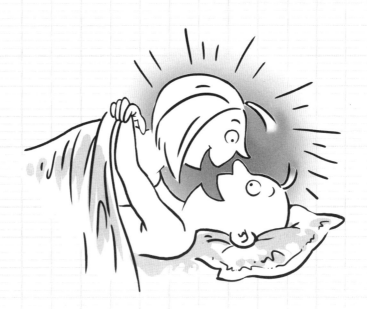

Tercera parte:
El punto G y el punto P

1. El punto G

Existen dos tipos de caricias particulares que una pareja de amantes puede compartir. Las sensaciones y los orgasmos experimentados con esas caricias son diferentes de los orgasmos estándar. Estas experiencias sensoriales añaden intimidad a la pareja y reavivan una sexualidad en declive: la estimulación del punto G, que recibe esta denominación por Grafenberg, su descubridor, y el masaje del punto P de próstata. Si tú y tu pareja deseáis explorar esta región especialmente sensible, podéis encontrar aquí información que os será de utilidad.

El punto G se sitúa en la pared anterior de la vagina, justo al final de tus dos dedos, si los introduces con la palma de la mano hacia arriba, cuando tu pareja está tumbada de espaldas. Haciendo un movimiento «ven aquí» con los dedos, tocas la zona G. Si giras un poco los dedos para palpar las paredes vaginales laterales, podrás comparar la ligera diferencia de textura entre esas zonas. La zona del punto G está unas veces muy lisa y otras veces erizada, como cuando se nos pone la carne de gallina.

Durante el coito, rara vez se estimula el punto G con los movimientos de vaivén del pene, excepto en caso de penetración por detrás (tipo «perrito») o cuando la mujer está sentada sobre su pareja, ya que ella puede dirigir el ángulo de penetración del miembro hacia su punto más sensible. Algunas mujeres alcanzan el orgasmo de esta manera. Sin embargo, la mayoría no lo consigue porque la estimulación es insuficiente, al margen de la duración del coito.

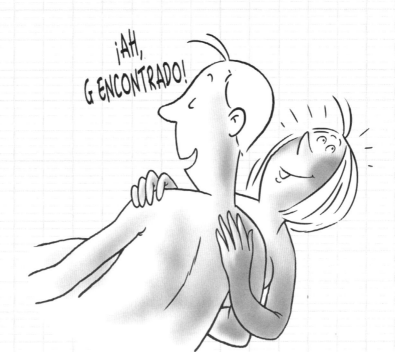

A veces, las primeras sensaciones que experimenta la mujer consisten en una ligera irritación y en tener ganas de orinar: ello se explica porque el punto G rodea la uretra. En estos casos, la mujer se contrae por miedo a orinarse e impide que se produzca la sensación placentera. A fin de no tener problemas para dejarte llevar, vacía toda la vejiga antes de hacer el amor. Si la necesidad de miccionar se presenta de nuevo, podrás superar esta sensación y permitir que el placer te invada.

A continuación, se incluyen dos técnicas especialmente eficaces para estimular el punto G:

1. Ella se acuesta boca arriba y tú te sientas o te tumbas sobre el lado derecho, a la altura de la cadera. Pon la palma izquierda ligeramente por encima del hueso del pubis, de forma que puedas acariciar el clítoris con el dedo corazón. Luego introduce los dedos índice y corazón de la mano derecha en la vagina, con la palma hacia arriba. Haz movimientos «ven aquí» con los dos dedos, al tiempo que ejerces presiones variables sobre el bajo vientre con la parte superior de la palma izquierda, como si quisieras comprimir la parte de su cuerpo situada entre tus dedos y tu palma. Hazlo progresivamente, cada vez con más intensidad.

2. Tu pareja se tumba boca abajo y tú, sobre el costado a la altura de su cadera. Coloca la mano izquierda debajo de ella, al nivel del pubis, y acaricia tanto el clítoris como la vulva con los dedos. Pasa la mano derecha entre sus piernas e introduce esta vez el pulgar en su vagina para estimular el punto G que se encuentra justo al final de tu pulgar. Hazlo también de forma progresiva, pero cada vez con más intensidad.

Sin embargo, estas dos caricias solo darán buenos resultados si tu pareja ya ha alcanzado un alto nivel de excitación. En caso contrario, pueden resultar desagradables. Debes estar pendiente de sus reacciones para variar la intensidad de las caricias. Para provocar un orgasmo mediante la estimulación del punto G, la presión del pulgar o de los dedos debe ser bastante fuerte, en ocasiones más fuerte de lo que podrías imaginar. El umbral del dolor aumenta cuando estamos muy excitados.

53

Es muy probable que, en el momento del orgasmo, sientas un abundante aumento de su lubricación. Es un anuncio del orgasmo inminente de tu pareja. Este fluido, que algunos llaman «eyaculación femenina*» se produce, según se cree, por las glándulas de Bartolino, que se encuentran situadas a cada lado de la entrada vaginal y participan en la lubricación de la vagina.

Otros sostienen que este líquido procedería de las glándulas de Skene, situadas alrededor de la uretra. En el momento del orgasmo, estas glándulas tienen la función de segregar un líquido, translúcido como el agua, por dos pequeños orificios ubicados junto al meato urinario. El volumen segregado es variable. Las glándulas de Skene constituyen el equivalente a la próstata del hombre, o viceversa. El tejido de estas glándulas es similar al de la próstata. Pero, mientras que la próstata es una glándula bien delimitada, el tejido de las glándulas de Skene es más difuso, lo que explicaría que su contenido en líquido sea variable.

* Sobre este tema, se puede leer (en francés): Salomé, Jacques, L'effet source. Rencontres avec des femmes fontaines «El efecto surtidor. Encuentros con mujeres fuente»], Éditions de l'Homme, Montreal, 2011.

2. El punto P

La próstata es una glándula del tamaño de una nuez, situada debajo de la vejiga, rodea la uretra y produce gran parte del esperma del hombre. Un urólogo filipino llamado Antonio E. Feliciano, de Manila, ha desarrollado una técnica de masaje de la próstata para eliminar los fluidos potencialmente patógenos. Ese masaje puede aplicarse por la pareja o por uno mismo, bien con ayuda del propio dedo índice (si es lo bastante largo) o con un aparato diseñado para ello*.

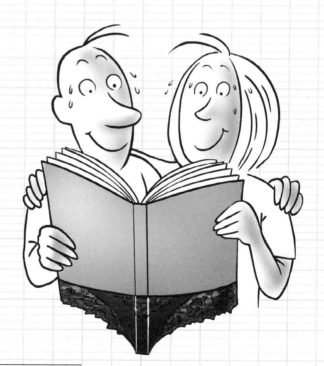

55

---

* Encontrarás diferentes modelos en: http://fr.aliexpress.com/wholesale/wholesale-male-prostate-massage-device.html.

El masaje se desarrolla en cuatro etapas:

1. Toma un buen baño caliente para distender y relajar tu esfínter anal. Coloca en el aparato o en el dedo del voluntario un preservativo o un guante de goma desechable y embadúrnalo generosamente de un lubricante antialérgico.

2. Túmbate boca arriba, de lado o boca abajo, en una postura cómoda, pero que permita un fácil acceso al ano. La próstata se encuentra a unos 3,5 cm (1,5 pulgadas), es decir, al final de tus dedos corazón o pulgar. En el centro de la próstata encontrarás una ligera depresión. Busca bien y localizarás regiones viscosas que contienen el fluido en cuestión.

3. Presiona suavemente con el aparato o con tu dedo los lados de la próstata, acariciándola del exterior al interior y de arriba hacia abajo. Con la experiencia, podrás aumentar la presión y probablemente sentirás cómo el fluido pasa a la uretra.

4. Orina en cuanto el masaje haya terminado y da las gracias a tu pareja (si ha sido ella quien te lo ha aplicado), porque este masaje constituye una auténtica prueba de amor por su parte.

En caso de obstrucción de la próstata, para obtener buenos resultados, la frecuencia ideal es de tres veces por semana.

Sin embargo, lo más interesante para nuestro propósito es que el masaje de la próstata produce también una intensificación de las erecciones y los orgasmos. De este modo, puede utilizarse como caricia y no solo como tratamiento. Paul, un hombre de 60 años, me comentó que, desde que su pareja y él habían incorporado este masaje a sus juegos sexuales preliminares y a sus sesiones de masturbación, tenía la impresión de ser un muchacho, ya que sus orgasmos eran más fáciles de alcanzar, más intensos y más integrales.

La estimulación de la próstata puede llevarte al orgasmo porque los nervios que la rodean están directamente conectados con tu pene. Además, cuando ejerces presión sobre la glándula prostática es como si acariciaras el interior del pene. Una vez superadas tus reticencias y las de tu pareja en relación con el ano, podrás descubrir sensaciones nuevas y orgasmos explosivos, al tiempo que cuidas la salud de tu próstata.

Alrededor del 50% de las parejas homosexuales utilizan la penetración anal para provocar este tipo de orgasmo. Pero no vayas a creer que te has vuelto gay si disfrutas con esta caricia. Todos los hombres, al margen de su orientación sexual, pueden aprender a apreciar la estimulación del punto P*.

* Encontrarás una corta demostración del masaje de próstata en: http://www.massageprostate.fr/massage-prostate/pratiquer-le-massage-prostate-14

Conclusión

El placer

La ley fundamental de la vida consiste en la búsqueda del placer y en la huida del dolor. Desde que nacemos, vivimos placeres y dolores. Cada uno de nosotros es responsable de hacer todo lo que pueda para minimizar los primeros y aumentar los segundos. Mientras experimentemos más placeres que dolores, no solo desearemos seguir vivos, sino que incrementaremos nuestras posibilidades de vivir más tiempo y ser más felices.

El goce sexual, experimentado desde los preliminares hasta el orgasmo, es una de las fuentes más importantes y más intensas de placer. Cada mujer y cada hombre, cada pareja, es responsable de convertir la búsqueda de este placer sexual en una parte integrante de su existencia, aumentando de este modo su esperanza de vida de seis a nueve años.

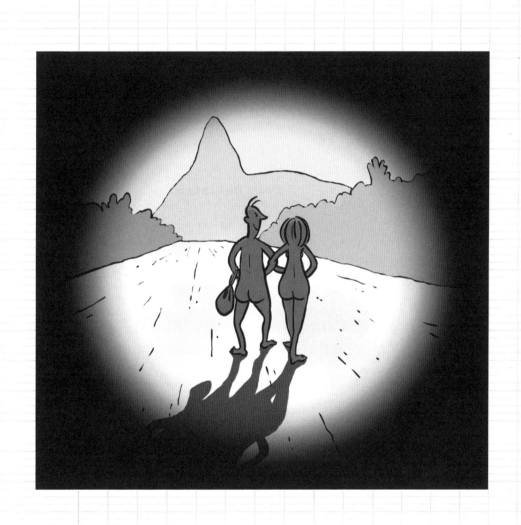

Bibliografía

Yvon Dallaire:

Pour que l'amour et la sexualité ne meurent pas (Para que el amor y la sexualidad no mueran, publicado por Éditions Québec-Livres.

Sexualité, alimentation et aphrodisiaques «Sexualidad, alimentación y afrodisiacos» en http://optionsante.com/Sexualite_et_alimentation.pdf

CUADERNOS DE EJERCICIOS

1. PARA APRENDER A SER FELIZ YVES-ALEXANDRE THALMANN
2. PARA AUMENTAR LA AUTOESTIMA ROSETTE POLETTI Y BARBARA DOBBS
3. PARA VIVIR RELAJADO ROSETTE POLETTI Y BARBARA DOBBS
4. PARA SER TOLERANTE CON UNO MISMO ANNE VAN STAPPEN
5. PARA DESCUBRIR TUS TALENTOS OCULTOS XAVIER CORNETTE DE SAINT CYR
6. PARA LIBERARSE DE LO SUPERFLUO ALICE LE GUIFFANT Y LAURENCE PARÉ
7. PARA DEJAR DE FUMAR DR. CHARAF ABDESSEMED
8. PARA SUPERAR LA CRISIS JACQUES DE COULON
9. PARA VER LA VIDA DE COLOR DE ROSA YVES-ALEXANDRE THALMANN
10. DE COMUNICACIÓN NO VIOLENTA ANNE VAN STAPPEN
11. DEL KAMA-SUTRA FRÉDÉRIC PLOTON
12. DE DESOBEDIENCIA CIVIL JACQUES DE COULON
13. PARA LA MEDITACIÓN DIARIA MARC DE SMEDT
14. PARA VIVIR LA IRA EN POSITIVO YVES-ALEXANDRE THALMANN
15. PARA TENER UN ESPÍRITU ZEN EN UN MUNDO CONVULSO ERIK PIGANI
16. PARA CONOCER VUESTRA SEXUALIDAD PIERRE-YVES BRISSIAUD
17. DE INTELIGENCIA EMOCIONAL ILIOS KOTSOU
18. PARA CULTIVAR LA ALEGRÍA DE VIVIR ANNE VAN STAPPEN
19. PARA SER LIBRE Y DEJAR DE CULPABILIZARSE YVES-ALEXANDRE THALMANN
20. PARA HACER AMIGOS Y AMIGAS Y MEJORAR TUS RELACIONES ODILE LAMOURÈRE
21. DE LOS CUATRO ACUERDOS TOLTECAS PATRICE RAS
22. PARA VIVIR CON SIMPLICIDAD FELIZ LAURENCE PARÉ Y ALICE LE GUIFFANT
23. PARA AFIRMARSE Y ATREVERSE AL FIN A DECIR QUE NO ANNE VAN STAPPEN
24. PARA MARAVILLARSE POR LAS COSAS ROSETTE POLETTI Y BARBARA DOBBS
25. PARA RALENTIZAR CUANDO TODO VA DEMASIADO DEPRISA ERIK PIGANI
26. PARA ATRAER HACIA SÍ LA FELICIDAD Y EL ÉXITO CHRISTINE MICHAUD
27. DE LAS PAREJAS FELICES YVON DALLAIRE
28. DE GRATITUD YVES-ALEXANDRE THALMANN
29. PARA APRENDER A AMARSE, A AMAR Y POR QUÉ NO A SER AMADO(A) JACQUES SALOMÉ
30. DE PLENA CONCIENCIA ILIOS KOTSOU
31. DE AMOR POR LA TIERRA Y LO HUMANO PIERRE RABHI Y ANNE VAN STAPPEN
32. PARA PRACTICAR HO'OPONOPONO MARÍA-ELISA HURTADO-GRACIET
33. DE LOS FABULOSOS PODERES DE LA GENEROSIDAD YVES-ALEXANDRE THALMANN
34. PARA IDENTIFICAR LAS HERIDAS DEL CORAZÓN COLETTE PORTELANCE
35. PARA SANAR UN CORAZÓN HERIDO COLETTE PORTELANCE
36. PARA PRACTICAR LA LEY DE LA ATRACCIÓN SLAVICA BOGDANOV
37. DE PSICOLOGÍA POSITIVA YVES-ALEXANDRE THALMANN
38. PARA PERDONAR SEGÚN HO'OPONOPONO JEAN GRACIET
39. PARA EVOLUCIONAR GRACIAS A LAS PERSONAS DIFÍCILES ANNE VAN STAPPEN
40. DE EFICACIA PERSONAL YVES-ALEXANDRE THALMANN
41. PARA SER SEXY, ZEN Y HAPPY CHRISTINE MICHAUD
42. DE GESTIÓN DE LOS CONFLICTOS PATRICE RAS
43. DE ACEPTACIÓN DE TU CUERPO ANNE MARREZ Y MAGGIE ODA
44. PARA PRACTICAR LA TÉCNICA DE LIBERACIÓN EMOCIONAL (EFT) MARÍA-ELISA HURTADO-GRACIET
45. PARA ORGANIZARSE MEJOR Y VIVIR SIN ESTRÉS CHRISTEL PETITCOLLIN
46. PARA REGULAR TU PESO SEGÚN LAS TERAPIAS COGNITIVO-CONDUCTUALES (TCC) SANDRINE GABET-PUJOL
47. PARA SALIR DEL JUEGO DE VÍCTIMA, VERDUGO Y SALVADOR CHRISTEL PETITCOLLIN
48. DE DESINTOXICACIÓN DIGITAL ALIA CARDYN
49. PARA ATREVERSE A CAMBIAR SU VIDA CHRISTINE MARSAN
50. PARA SUPERAR UN FRACASO ISABELLE FILLIOZAT
51. PARA DESARROLLAR UNA MENTALIDAD GANADORA NICOLAS DUGAY E INGRID PETITJEAN
52. DE COMUNICACIÓN NO VERBAL PATRICE RAS
53. PARA LA ESTIMULACIÓN DE LAS FUERZAS CURATIVAS DEL AMOR ANNE VAN STAPPEN Y MARIE-CLAIRE BARSOTTI
54. PARA CONVENCER EN TODAS LAS SITUACIONES ALEXANDRE BORIE, NICOLAS DUGAY Y DAVY LEFEVRE
55. DE ESPIRITUALIDAD TAN SIMPLES COMO UNA TAZA DE TÉ SANDRA HUYGEN-DOLS Y FRANS GOETGHEBEUR
56. PARA DEJAR EL ALCOHOL CAROL DEQUICK

Ver todos los títulos en www.terapiasverdes.com